AF392794

A PROPOS DE LA QUESTION

DES

INCONVÉNIENTS DU CHAUFFAGE

PAR LES POÊLES EN FONTE.

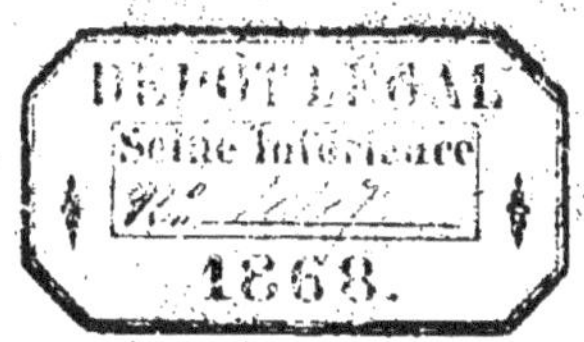

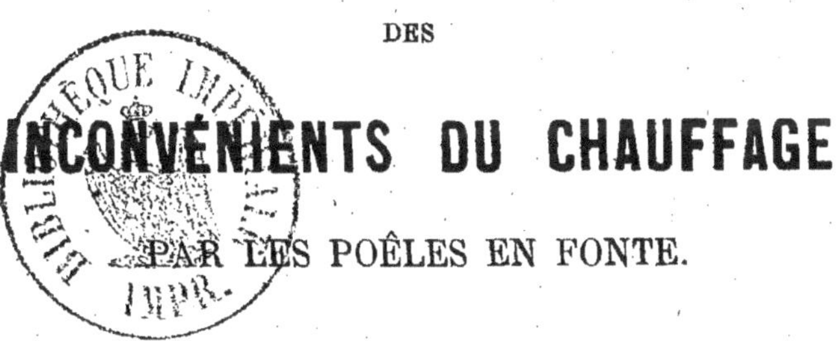

Conférence faite à la Séance de rentrée des Cours patronés par la Société libre d'Emulation du Commerce et de l'Industrie de la Seine-Inférieure, le 8 novembre 1868,

PAR LE DOCTEUR AM. LE PLÉ,

Professeur d'Hygiène.

Messieurs,

L'an dernier, un médecin distingué de Chambéry, le
Dr Caulet père, en signalant au monde savant les inconvénients hygiéniques de l'emploi des poêles en fonte dans
le chauffage domestique, précisa un sujet de recherches
jusqu'alors mal défini mais soupçonné depuis longtemps.
Je n'ai, pas plus que mes condisciples, oublié la gêne
de respiration et la pesanteur de tête que nous ressen-
tions, lorsqu'au collége (alors royal) nous étions soumis
aux émanations d'une urne en fonte prolongée par un
long tuyau en tôle, qui dévorait en quinze ou vingt
minutes une certaine quantité de houille, pendant que
notre esprit distrait suivait toutes les phases de l'ignition
d'après la coloration de l'appareil. Ensuite, j'ai constaté
des effets analogues, pendant deux années de séjour en
Lorraine, où des poêles en fonte, étroits et longs, à deux
ou trois étages qui communiquent par des colonnettes,
chauffés soit avec du bois, soit plus souvent avec de la
houille, offrent une très grande surface aux émergences
du calorique. Plus tard encore, chez les habitants de la
campagne si peu coutumiers d'utiliser au profit de leurs
demeures l'air pur du dehors, cet élément réparateur
prodigué autour d'eux par la nature, lorsque je pénétrais
dans mainte chaumière calfeutrée à l'intérieur et chauffée

par un poêlon en fonte bourré de bois, j'ai retrouvé les mêmes incommodités qu'au collége et dans le pays Messin.

Je ne pouvais donc, Messieurs, distraire mes préoccupations de la question soulevée par M. Caulet : et, en présence des opinions diverses qu'elle a provoquées, j'ai cru que je ne saurais aujourd'hui choisir de thèse à la fois plus opportune et plus digne de votre intérêt, qu'un sujet qui m'a paru d'ailleurs conforme aux traditions d'utilité pratique dont notre Compagnie s'est toujours inspirée dans les programmes de ses travaux.

Si je n'étais retenu, Messieurs, par les ménagements que je dois à votre bienveillante attention, opportune serait l'occasion d'étudier les divers modes de chauffage, d'établir entre eux un parallèle, et d'attribuer ainsi son rang comparatif à celui qui doit nous occuper. Mais l'étendue que réclamerait cette digression m'oblige à la réserver aux développements de l'enseignement ; je me bornerai à ébaucher son préambule, c'est-à-dire à vous exposer quelques notions sur les produits volatils de la combustion autres que ceux qui sont emportés au dehors sous forme de fumée : cet examen vous suffira pour devenir juges des inconvénients à éviter et des ressources à utiliser.

Que ne puis-je suivre l'exemple de M. J. Macé, de l'infatigable vulgarisateur qui a écrit un des plus intéressants livres de notre époque sur l'*Histoire d'une bouchée de pain?* Je devrais commencer par vous retracer, sur les pas de Faraday, les phases de la combustion en vous disant ce que devient une simple bougie : là, nous trouvérions en miniature l'apparition des phénomènes que nous allons découvrir dans un champ vaste de production.

Le combustible, quand il nous a réchauffés par le calorique qu'il produit, quand il nous a réjouis par la lumière qu'il développe, n'est pas consumé. S'il n'offre plus au sens de la vue qu'un peu de résidu ou cendre, il n'est pas moins vrai qu'il va reparaître ou plutôt qu'il est déjà reparu sous une forme nouvelle : ce changement n'est qu'une manifestation de la mutabilité de la matière, c'est-à-dire de la loi de l'harmonie du monde formulée par Lavoisier : « rien ne se crée, rien ne se perd. » Tout se renouvelle et se transforme.

Quelle est la force mystérieuse qui donne l'impulsion à cet éternel mouvement?.... Imprudents ceux qui la nieraient; présomptueux ceux qui veulent la définir par intuition sans la démontrer; ceux-là seuls ont autorité qui la cherchent !

Dans cette métamorphose, le combustible est devenu gazeux ; et, au milieu de cet ensemble aériforme, se retrouvent des corps simples qui étaient déjà parties intégrantes de son état précédent; tels sont l'oxygène et le carbone.

Ces deux éléments, dont les associations multiples sont la base de tant de composés organiques, se sont dégagés de la combustion en deux combinaisons différentes quant aux proportions, et qui portent les noms d'ACIDE CARBONIQUE et d'OXYDE DE CARBONE. La chimie nous révèle que le premier contient un atôme de carbone pour deux d'oxygène ; il est plus lourd que l'air, tandis que son congénère contient autant d'atômes de chaque élément et a la propriété d'être plus léger que l'air (1).

L'acide carbonique éteint les flammes, ce qui offre un précieux moyen d'en déceler la présence : il se révèle d'ailleurs à nos sens en provoquant un léger picotement

______

(1) Le poids d'un litre d'air étant de 1 gr 293 milligr , celui de l'acide carbonique est de 1 gr. 977 milligr., et celui de l'oxyde de carbone n'est que de 1 gr. 140 milligr.

dans les narines, de la difficulté, puis de l'impossibilité de respirer. Sa densité plus grande que celle de l'air est tellement sensible qu'on peut le transvaser d'un flacon dans un autre presque comme un liquide : il tend donc toujours à occuper les couches inférieures de l'atmosphère. La nature en offre un exemple bien connu des touristes, dans la *Grotte du Chien*, près de Naples : le visiteur y est à peine impressionné par les émanations carboniques du sol, que déjà un animal entraîné par le guide se débat dans les couvulsions de l'asphyxie, jusqu'à ce qu'il soit ramené à la vie par le retour à l'air extérieur. Le docteur James, à qui on doit une relation de ce curieux phénomène en 1843, raconte que c'était le même chien qui servait ainsi au guide depuis trois ans. Rappelons-nous d'ailleurs, à propos de ces alternatives d'asphyxie avec retour à l'état normal, les premières expériences faites par Pilastre des Rosiers lorsqu'il préludait à son étude sur l'aérostation : il choisit, comme théâtre de ses expérimentations, de vastes cuves de brasserie qui, pendant la fermentation, contiennent une grande quantité d'acide carbonique, et put ainsi, avec la précaution de se faire extraire à temps du milieu dangereux, constater à plusieurs reprises et les symptômes éprouvés et la possibilité d'en neutraliser les effets.

Nous sommes un peu éloignés déjà de notre point de départ, Messieurs, mais cette *école buissonnière* vous paraîtra peut-être moins inopportune, en se rachetant par les déductions qu'elle va fournir à notre sujet. L'acide carbonique rampant sur le sol, atteindra rarement le niveau de l'air respiré par l'homme ; d'ailleurs ce gaz vicie l'air, mais ne l'empoisonne pas. Il serait impossible, n'y eût-il que les dégagements fournis par tant d'êtres animés, par tant de végétaux et le sol lui-même, il serait impossible d'ins-

pirer de l'air privé de toute trace d'acide carbonique :
ou bien il faudrait aller le chercher loin du littoral, dans
un courant atmosphérique planant sur l'océan. Il ne s'agit
donc, dans l'état ordinaire, que d'une question de degré
et de dose. L'acide carbonique étant un produit d'élimination respiratoire, ne peut être pris comme réparateur : de
là son rôle dans le développement des phénomènes de l'asphyxie, où il apporte non pas un désordre toxique, mais
un trouble mécanique ou plutôt physiologique. Encore
une fois, ce n'est pas un empoisonneur, mais un importun
qui ne devient dangereux que si son action est trop prolongée ou trop concentrée (au-delà de 10 0/0, par exemple).
Il est alors capable d'asphyxier, comme la cravate, qui
au lieu d'être une partie du vêtement supportable, si la
constriction est modérée, peut au contraire, quand la sage
mesure est dépassée, devenir un sujet de malaise, de tor-
ture, et enfin même un engin de mort. Telle doit être envi-
sagée l'influence de l'acide carbonique : et s'il fallait une
dernière preuve pour l'innocenter de toute présomption
d'action toxique, ne suffirait-il pas de rappeler que mis en
rapport avec une autre voie d'introduction, l'appareil di-
gestif, sous forme de boisson gazeuse, il apporte un agré-
ment très recherché par le palais et une excitation
favorable aux rôles de l'estomac et de l'intestin.

Prémunis et rassurés du côté de l'un de nos deux
ennemis, cherchons si nous pourrons entrer en aussi facile
composition avec l'autre. Le caractère dominant de
l'oxyde de carbone est la perfidie : ce n'est plus un adver-
saire confiné sur le sol, ne pouvant ordinairement s'élever
jusqu'à nous, et tendant plutôt à s'évader par les fissures
infimes ; c'est maintenant un malfaiteur souple et subtil,
que sa légèreté rendra d'autant plus redoutable, qu'en
montant il aura répandu ses ravages sur tout l'espace

parcouru : voilà le véritable empoisonneur. Privé d'un atôme d'oxygène relativement à l'acide carbonique dont il ambitionne la composition, il va dérober cet atôme à l'air respirable, il va usurper dans notre sang un élément indispensable à l'entretien de la vie. Cette spoliation ne lui aura pas suffi ; si l'on en croit M. Cl. Bernard, il frappera d'inertie les globules sanguins, comme s'il les minéralisait, et c'est à une paralysie de ces corpuscules que succombera sa victime. Cette action spéciale de l'oxyde de carbone sur les globules du sang qui, comme on le sait, sont dépositaires de la coloration rouge, fournit une explication de la pâleur et du teint blême des personnes qui séjournent fréquemment ou longtemps au voisinage des foyers de chauffage.

Si nous avons reconnu que l'acide carbonique est l'agent suffoquant, n'hésitons pas à constater que l'oxyde de carbone est le provocateur des douleurs de tête, des vertiges, des névralgies, des paralysies auxquels on voit exposées les personnes dont la profession réclame un contact prolongé avec les émanations de la braise ou du charbon. C'est lui qui tue les malheureux qui ont allumé le réchaud du suicide. Ce fut à sa fuite du réservoir d'un aérostat que Dupuis-Delcourt dut, en 1849, de courir un grand danger ; renversé dans la nacelle, il ne recouvra ses sens que par la descente spontanée du ballon, c'est-à-dire lorsque la rapidité ascendante du courant d'air put remédier à temps aux effets du dangereux gaz. Parfois encore ce mauvais génie de notre foyer y coudoie un maître en scélératesse ; les recherches de M. Cl. Bernard ont révélé que la combustion de la houille donne naissance à des vestiges d'un des agents les plus meurtriers, et dont on connaît la parenté sinistre avec l'acide prussique, le gaz cyanogène.

Y a-t-il donc lieu de s'étonner ou de se plaindre quand on est quitte pour un simple mal de tête ?

Il est fort heureux, Messieurs, que l'expérience ne donne pas raison aux appréhensions que de telles constatations scientifiques autoriseraient. Mais si le dénoûment le plus grave s'observe rarement, est-ce un motif pour ne pas se tenir en garde contre les divers degrés qui peuvent l'amener, et ne pas se défendre par tous les moyens praticables, contre des éventualités aussi périlleuses ?

Je tenterai, Messieurs, d'entrer dans cette voie aussi succinctement que l'exige le cadre de cette allocution. Il est évident que le meilleur moyen de prévenir tout danger serait d'empêcher sinon la formation, du moins la diffusion des gaz. Mais nous nous trouvons en présence d'un problème qui paraît insoluble ; leur apparition est un phénomène corollaire de la combustion, et il est bien plus vrai de dire qu'il n'y a pas de feu sans dégagement d'oxyde de carbone et d'acide carbonique que de feu sans dégagement de fumée. Ne nous arrêtons donc pas à une prétention irréalisable ; ne pouvant éluder, résignons-nous à remédier ; et, pour y arriver, mettons à profit les propriétés chimiques que nous venons de reconnaître.

Si de nos deux adversaires réunis on pouvait anéantir le plus redoutable et le réduire à l'état de celui qui ne devient offensif que par la complicité de notre incurie, si nous arrivions à utiliser la combustibilité de l'oxyde de carbone, qui le convertit en acide carbonique, nous aurions, par la même mesure, et apporté la sécurité et contribué à l'économie du foyer. C'est vers ce but qu'il faut nous diriger : mais j'avoue que je suis moins familier avec les étapes qu'avec les extrémités du chemin ; et je regrette de n'avoir qu'une indication à produire au lieu d'un plan à développer. On a souvent dit que le médecin ne devait être étranger à aucune science ; le précepte conviendrait avec plus de raison encore à l'hygiéniste, puisqu'il a pour attribution de rechercher dans toutes les connaissances humaines ce qui peut être mis à profit dans le domaine si vaste de la santé. Il me faudrait aujourd'hui être initié à l'art difficile de l'ingénieur pour préciser l'exécution de mes conclusions. Mon rôle se réduira à l'émission d'une idée, sauf aux praticiens, s'ils l'adoptent, à l'appliquer d'après leurs appréciations.

D'abord, je crois qu'en ouvrant à l'air la plus large voie possible pour pénétrer dans le foyer, on diminuerait les facilités de dégagement d'oxyde de carbone. En effet, ce gaz, à peine produit, trouverait dans l'air nouveau une source inépuisable d'oxygène pour satisfaire à ses appétits de combinaison ; et il apporterait son contingent à la masse de chaleur, tout en augmentant la force d'appel du courant réparateur. Cette abondante pénétration de l'air favoriserait également la combustion des produits de vaporisation du combustible qui se répandent en pure perte dans l'atmosphère avec la fumée. Je ne saurais invoquer à mon appui de témoins plus compétents que les chauffeurs de nos usines : les plus habiles d'entre eux ne négligent pas la mise en pratique de cette précieuse ressource pour la solution du problème (jadis paradoxal), qui consiste à produire le plus de chaleur avec le moins de combustible.

Mais il ne s'agit pas toujours de combattre les émanations directes d'un foyer transmettant sa chaleur sans l'interposition d'une enveloppe métallique. La cheminée, si elle est le moyen le plus inoffensif de chauffage, n'est pas le plus répandu. Celui qui est le plus populaire, parce qu'il est le moins dispendieux, c'est assurément le poêle, ce foyer, presque toujours mobile, construit tantôt en ar-

gile recouverte soit de tôle, soit de cuivre, soit de faïence
ou de terre vernissée, tantôt uniquement en fonte de fer, et
communiquant avec un corps de cheminée ou avec l'extérieur du logis par une suite de tuyaux métalliques. Ces
divers appareils transmettent la chaleur les uns directe-
ment à l'aide de leurs propres parois, les autres indirecte-
ment à l'aide de conduits qui l'apportent du foyer central
jusqu'à l'orifice d'ouvertures spéciales.

Outre la chaleur plus ou moins grande, parfois exces-
sive, que donnent ces engins de chauffage, ils se différen-
cient entre eux par leur construction, et leurs émanations
varient suivant la nature des parois que le calorique doit
traverser. C'est dans cet ordre d'appréciation que le médecin de Chambéry a été amené à lancer son requisitoire
contre les poêles en fonte. La fonte et la tôle, c'est en vain
qu'on le nierait, ne sont pas imperméables à des agents
aussi subtils que les gaz du foyer. Si à cette condition déjà
assez propice on ajoute le surcroît de facilité offert par la
dilatation même des pores métalliques, qui résulte d'un
chauffage souvent élevé à un très haut degré, on compren-
dra que les fluides, quand ils s'échappent par cette voie
naturellement ouverte, ne font qu'obéir à la loi, fondamen-
tale en physique, de la dilatation des corps. Si enfin, on
songe que la plombagine ou mine de plomb, si fréquemment usitée pour noircir extérieurement la fonte, est
une des formes du carbone primitif, et que sa présence
fournit une source nouvelle de combinaison avec l'air
ambiant pour constituer un supplément d'oxyde de carbone, on ne sera pas surpris du dégagement parfois abondant de ce gaz. Mais, en s'évadant ainsi dans un trajet in-
candescent, l'oxyde de carbone ne peut échapper aux con-
séquences de sa combustibilité : le voilà donc transformé
en acide carbonique et partant presque inoffensif. Pour-

quoi désormais s'en défier, puisqu'il doit avoir lui-même accompli sa destruction ?

C'est là un heureux incident sans doute pour nous débarrasser d'une partie du gaz, car si tout ce qui s'est formé d'oxyde de carbone était répandu dans l'air, celui-ci ne serait plus respirable ; au lieu de traces, toujours regrettables, nous trouverions un atmosphère absolument délétère ; mieux vaut le supplément d'acide carbonique fourni par cette seconde combustion que l'état primitif de l'oxyde de carbone. Cependant tout n'a pas été brûlé ; il en reste encore, de l'aveu de MM. Devilli, Troost et Coulier, qui viennent de se livrer à de patientes recherches sur cette question : « Il en reste encore, dit M. Coulier, une proportion tellement faible qu'il n'y a pas lieu de s'en préoccuper au point de vue de l'hygiène. » Malgré ma défiance instinctive autant pour les savants qui alarment sans cesse que pour ceux qui rassurent toujours, je me rends volontiers à une autorité aussi persuasive que celle de l'éminent pharmacien en chef du Val-de-Grâce. Qu'il me permette toutefois une timide objection : a-t-il tenu un compte suffisant des rapports de l'espace habité avec la quantité du gaz dégagé? Et en sera-t-il de même pour les logements élevés, tels que les chambrées de nos casernes monumentales, les spacieuses salles d'un hôpital militaire, et la chaumière ou la mansarde exiguës? Devons-nous aller aussi impunément rassurer la famille du travailleur qui peut, comme on en a eu de trop fréquents exemples, y être surprise, paralysée et frappée, sans avoir même pu invoquer de secours? Dénoûment d'autant moins surprenant, qu'il suffit d'avoir fermé une clef de tuyau sous prétexte d'"empêcher la chaleur d'être perdue au dehors, pour que l'oxyde de carbone, ne ·trouvant plus d'issue, se répande entièrement dans l'appartement !

Il n'y a d'autre moyen sérieusement rassurant que de supprimer radicalement toute émanation directe des gaz de la combustion. Pourrai-je maintenant, n'en apercevant pas d'autre, indiquer un procédé auquel mes réflexions se sont arrêtées comme à une ressource aussi simple que conséquente avec les principes? *Entourer toutes les surfaces de filtration, au foyer et à l'origine du tuyau, d'un manchon ou enveloppe ne donnant que peu d'intervalle; réunir le bord supérieur de ce manchon à l'appareil même; laisser libre son extrémité inférieure qui descendra un peu au-dessous du niveau de l'ouverture d'appel du foyer.*

Examinons comment les phénomènes vont se produire. Nous savons que l'oxyde de carbone, par sa légèreté relative, tendra toujours à gagner la partie supérieure dans l'espace compris entre les surfaces de filtration et la paroi interne du manchon; arrêté dans l'impasse qu'il rencontrera en s'élevant, il devra, au fur et à mesure de son amas, revenir vers la partie inférieure, et attiré dans le courant d'appel, il fournira un aliment à la combustion. Cette combinaison aura donné une solution au double problème; détruire l'élément toxique, et apporter un nouveau contingent au chauffage. Je laisse au génie industriel le soin de mettre en pratique le procédé sous les formes qui doivent se trouver en rapport avec les exigences des diverses destinations.

Cet aperçu de la question, long déjà pour votre bienveillante attention, Messieurs, resterait cependant incomplet, si je n'ajoutais, en terminant, quelques mots sur l'ensemble des précautions à recommander; deux d'entre elles surtout, bien connues sans doute mais presque aussi négligées, doivent être toujours signalées : d'abord, ne jamais fermer la clef du tuyau, ou mieux encore, n'en jamais tolérer ; puis, avoir soin d'entretenir dans l'air, asséché par le chauffage, une suffisante quantité de vapeur d'eau. Ce n'est pas à tort que M. Coulier attribue à l'abaissement hygrométrique de l'air le rôle principal dans les accidents observés au voisinage des poêles en fonte. Il ne faut pas compter sur la vapeur d'eau qui est constamment répandue dans l'air par notre respiration ; elle ne saurait, dans une chambre artificiellement chauffée, suffire à équilibrer la dépense qui en est faite par le courant d'air attiré dans le foyer ; le déficit doit donc être réparé par un supplément de vaporisation. Or, quoi de plus facile que de placer un peu d'eau au contact de la source de chaleur pour combler cette lacune ?

On devra aussi se préoccuper des ménagemeuts dus à la transition, c'est-à-dire éviter une trop grande accélération dans le chauffage, surtout s'il s'agit d'un local destiné à une réunion nombreuse ou réservé à l'enfance, à cet âge où la grande activité respiratoire rend les organes plus impressionnables aux variations brusques dans la température, à cet âge où il y a surcroît et dans la consommation de l'air nouveau à inspirer et dans l'expulsion de l'air vicié par la déjection pulmonaire.

Il faut enfin ne pas méconnaître une vérité presque naïve ; à savoir que plus l'atmosphère est chauffé, moins l'air est condensé ; que moins grand est l'approvisionnement, plus impérieuse est la nécessité du renouvellement.

La prudence exigera de n'employer d'abord qu'avec réserve le combustible, sauf à en augmenter progressivement la quantité si les dimensions de l'habitation, si le courant abondant de l'air en font une nécessité. On n'oubliera pas que, tout en conservant certaines ouvertures inférieures pour la libre pénétration de l'air et l'issue de l'acide carbonique, il est aussi nécessaire de favoriser, à l'aide de vasistas au voisinage du plafond, la sortie des couches gazeuses supérieures qui sont composées de l'oxyde de carbone pendant le chauffage, et constamment des miasmes et de cet assemblage d'émanations multiples que les règles de l'hygiène consacrant les prescriptions de la propreté nous conseillent d'écarter, avec une légitime répugnance, de tout accès, de toute pénétration dans nos organes. Cessons ainsi de demeurer indifférents aux avertissements de l'odorat placé par la nature en contrôleur pour les poumons comme le palais pour l'estomac.

L'élimination de l'air impur, facile à graduer, sera réglée par les conditions et la destination du local. N'est-elle pas le meilleur appel à la circulation du précieux fluide extérieur qui doit être le premier sujet de préoccupation quand on veut établir un système convenable de chauffage ? Est-il un autre moyen qui puisse sauvegarder avec plus de ménagement les impressionnabilités physiques ? Enfin ne donne-t-elle pas la plus entière satisfaction aux exigences trop méconnues et trop négligées de la fonction qui est assurément la plus active et la plus précieuse de la machine humaine, la respiration ?

ROUEN.— IMP. E. CAGNIARD.